OBSERVATION

POUR SERVIR A L'ÉTUDE DU TRAITEMENT

DES

ANKYLOSES DE LA HANCHE

PAR

LA MÉTHODE DU REDRESSEMENT BRUSQUE

PAR

Amédée RONNAUX,

Docteur en médecine de la Faculté de Paris,
Ancien externe des hôpitaux,
Médaille de bronze de l'Assistance publique.

———◦———

PARIS

A. PARENT, IMPRIMEUR DE LA FACULTÉ DE MÉDECINE

Rue Monsieur-le-Prince, 29 et 31

—

1875

OBSERVATION

POUR SERVIR A L'ÉTUDE DU TRAITEMENT

DES

ANKYLOSES DE LA HANCHE

PAR

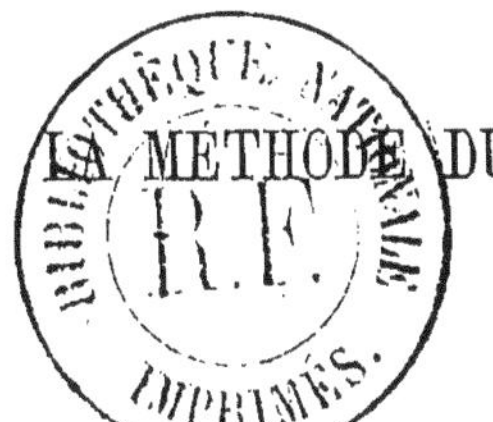

LA MÉTHODE DU REDRESSEMENT BRUSQUE

PAR

Amédée RONNAUX,

Docteur en médecine de la Faculté de Paris,
Ancien externe des hôpitaux,
Médaille de bronze de l'Assistance publique.

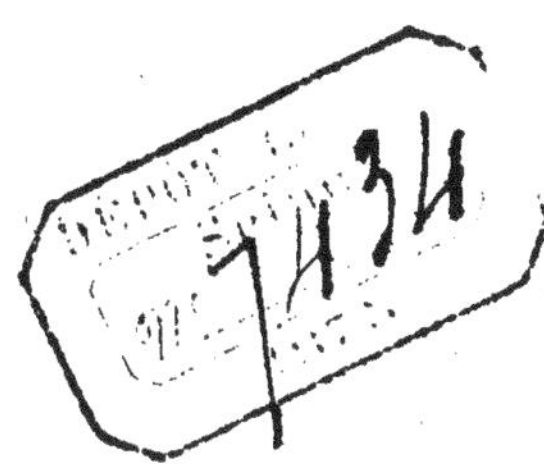

PARIS

A. PARENT, IMPRIMEUR DE LA FACULTÉ DE MÉDECINE

Rue Monsieur-le-Prince, 29 et 31

—

1875

A LA MÉMOIRE DE MA MÉRE.

A MON EXCELLENT PÈRE

Je te prie d'accepter ce faible témoignage de ma reconnaissance.

A MA BELLE-MÈRE.

A MES PARENTS ET A MES AMIS.

A MON PRÉSIDENT DE THÈSE :

M. LE PROFESSEUR GOSSELIN.

A MES MAITRES.

OBSERVATION

POUR SERVIR A L'ÉTUDE DU TRAITEMENT

DES

ANKYLOSES DE LA HANCHE

PAR LA MÉTHODE DE REDRESSEMENT BRUSQUE.

———

INTRODUCTION.

Le 21 avril de l'année 1875, M. Tillaux, en présentant une malade, s'exprimait ainsi devant la Société de chirurgie : « Messieurs, les redressements des membres déviés sont actuellement à l'ordre du jour. Je désire vous signaler un fait de ce genre ; vous pourrez vous assurer sur la malade, qui a bien voulu venir devant la Société, que le résultat a été aussi complet que possible. Le dessin que je vous soumets représente très-exactement l'état du membre inférieur gauche avant l'opération. »

Nous ne pouvions mieux commencer notre travail, qu'en laissant parler notre maître, car la malade qui faisait l'objet de sa présentation est aussi le sujet de notre dissertation inaugurale.

Ayant assisté, à la fin de l'an dernier, à l'examen de la malade, lors de son entrée dans le service de M. Tillaux, auquel nous avions l'honneur d'être attaché, et ayant eu l'occasion de la revoir quelque temps après l'opération, nous avons été frappé du résultat obtenu.

Nous avons alors conçu l'idée de retracer, avec quelques développements, le procédé de traitement employé, ses indications et contre-indications, et de le comparer rapidement avec les autres méthodes qui ont été conseillées et mises en usage en pareils cas.

Notre but, le voici; il est avant tout pratique : les déviations du membre inférieur ne sont malheureusement pas rares, en raison du grand nombre de sujets atteints de coxalgie. Nous voulons donc vulgariser, autant qu'il est en notre pouvoir, la méthode de traitement des ankyloses de la hanche avec déviation, dite par redressement brusque à l'aide des mains, en démontrant au praticien sa facilité d'exécution et ses beaux résultats. Nous aurons soin de réduire à leur juste valeur les accidents qui peuvent survenir à la suite des ruptures brusques d'ankyloses de la hanche, mais que certains chirurgiens ont singulièrement exagérés, et, sans vouloir élever cet accident spécial, la fracture du col du fémur, à la hauteur d'un procédé thérapeutique, nous établirons néanmoins qu'on peut et qu'on doit, dans certaines circonstances, le provoquer pour redresser le membre.

Nous prions notre cher maître, M. Tillaux, de vouloir bien recevoir publiquement l'expression de notre gratitude et de nos remercîments, pour les excellentes leçons qu'il nous a données pendant notre trop court séjour dans son service, et pour l'obligeance avec laquelle il nous a livré les documents qui servent de fond à notre modeste travail.

DIVISION.

Après avoir rapporté l'observation qui est notre point de départ nous traiterons le sujet que nous nous sommes proposé dans l'ordre suivant :

Chapitre I. — Historique.

Chapitre II. — De l'ankylose, ses variétés, ses causes. Signes et diagnostic.

Chapitre III. — Description du procédé de redressement brusque, appliqué aux ankyloses de la hanche.

Chapitre IV. — Avantages et inconvénients de la méthode.

Chapitre V. — Indications et contre-indications du redressement brusque.

Chapitre VI. — Examen critique des autres méthodes de redressement.

Conclusions.

OBSERVATION

Recueillie dans le service de M. Tillaux). — Ankylose coxo-fémorale gauche dans une position vicieuse ; redressement brusque;
fracture du col du fémur ; consolidation et redressement complet.

Madame S... Marie, âgée aujourd'hui de 28 ans, accoucha pour
la première fois le 2 novembre 1872. Les couches furent normales,
et elle garda le lit neuf jours environ. Pendant ce temps, elle sentit
elle-même dans la fosse iliaque gauche, une tumeur grosse comme
un œuf de poule, douloureuse à la pression et qui augmenta de jour
en jour. Le neuvième jour après ses couches, la malade se leva :
elle éprouvait de la douleur dans le côté gauche, douleur qui devint
bientôt assez violente pour la forcer de se remettre au lit. Quinze
jours après, un abcès s'ouvrit au niveau du sommet du sacrum
et donna issue à une quantité considérable de pus. Pendant cinq
semaines le trajet fistuleux resta ouvert et continua à suppurer. La
malade avait dans son lit l'attitude habituelle aux coxalgiques de
la troisième période, c'est-à-dire que la cuisse gauche était dans la
flexion, l'adduction et la rotation en dedans.

M. de Saint-Germain, appelé en avril 1873, remit, sous l'action
du chloroforme, la jambe dans sa position normale et fit appliquer
un appareil inamovible. La malade ne put le supporter au delà de
cinq jours et reprit son ancienne position. Les douleurs se calmèrent,
l'arthrite guérit, mais avec ankylose et dans la position que nous
avons décrite.

Il en résulta une attitude extrèmement vicieuse : les deux cuisses
croisées ne pouvaient pas s'écarter l'une de l'autre même de
un millimètre; le talon ne pouvait toucher le sol que grâce à un
mouvement de cambrure très-accusé; bref, la marche était presque
impossible et déterminait une grande gêne et souvent même de la
douleur.

Sur ces entrefaites, Madame S... redevint enceinte et accoucha
le 3 août 1874. Il peut être intéressant de faire remarquer en passant, que, malgré l'ankylose coxo-fémorale et l'attitude vicieuse
qui en résultait, l'accouchement se fit avec la plus grande facilité (1). Le 13 octobre, la malade, envoyée par M. Voillemier, entre
dans le service de M. Tillaux, à l'hôpital Lariboisière.

(1) M. Depaul dit que les craintes conçues par M. Tillaux, relativement
à la possibilité de l'acte génital et de l'accouchement, n'avaient point
de motif. Le coït, dans ces cas, a lieu *a posteriori*, et l'accouchement se
fait très-bien *à l'anglaise*, la malade étant couchée sur le côté gauche.
Quant à la conformation du bassin, on sait qu'elle n'est point influencée
par les ankyloses coxo-fémorales, qui produisent plutôt un agrandisse-
ment des diamètres.

On constata l'attitude vicieuse du membre inférieur gauche qui est dans la flexion, l'adduction et la rotation en dedans. La pression au pourtour de l'articulation ne détermine aucune douleur ; les mouvements imprimés à la jambe se transmettant à l'os iliaque ; les mouvements de l'articulation sont nuls.

L'épine iliaque du côté gauche est placée à 4 centimètres au-dessus de celle du côté droit, ce qui fait paraître la jambe gauche plus courte que la droite. Mais la mensuration pratiquée comparativement, n'accuse pas de différence réelle dans la longueur des deux membres. Le raccourcissement apparent du membre inférieur gauche est dû à son attitude.

D'ailleurs, comme le grand trochanter se trouve sur la ligne qui réunit l'épine iliaque antérieure et supérieure à l'ischion, cela exclut l'idée d'une luxation (Nélaton); Cependant, comparé à celui du côté droit, le grand trochanter est plus rapproché de l'épine iliaque antérieure et supérieure : disposition que M. Tillaux explique par une rotation de la tête du fémur autour d'un axe vertical passant par la partie moyenne du col ; le déplacement aurait été consécutif à une altération de la partie postérieure de la cavité cotyloïde.

Diagnostic. — Arthrite aiguë coxo-fémorale s'étant terminée par ankylose.

La malade, ayant réclamé avec instance, une opération qui pût lui redresser la jambe, M. Tillaux se propose d'essayer de rompre l'ankylose ou le col du fémur, si le cal est osseux ou trop résistant. Mais il ne voulut rien tenter avant la réapparition des règles qui eut lieu vers fin de décembre.

Il pratiqua l'opération le 13 janvier 1875. La malade étant profondément endormie, et le bassin étant solidement fixé par les deux mains d'un aide appuyées sur les fosses iliaques externes au-dessous des épines iliaques, M. Tillaux se place à droite de la malade, et, prenant un point d'appui solide sur l'extrémité inférieure du fémur, repousse avec force le genou en dehors. Deux ou trois petits craquements se font entendre et les tentatives se multiplient sans succès.

Alors l'opérateur se place à gauche de la malade, et saisissant la cuisse à deux mains l'attire brusquement vers lui. Le succès est complet. Il se produit un craquement intense, sec, sonore, tel qu'en produisent les os longs quand on les fracture à l'amphithéâtre. Nul doute qu'on eût obtenu le résultat cherché, la fracture du col du fémur ; ce que l'examen démontre d'ailleurs d'une façon évidente. Le redressement fut immédiat et complet.

Le membre inférieur fut de suite immobilisé dans un appareil ouaté silicaté et maintenu dans une légère abduction.

Aucun accident ne survint ; la malade fut au contraire immédiatement débarrassée de petites douleurs incessantes qu'elle ressentait. L'appareil fut enlevé deux mois après, le 13 mars, comme s'il se fût agi d'une fracture ordinaire du col du fémur. La consolidation était complète : la cuisse était dans une rectitude parfaite, et permit à la malade de se lever et de marcher aisément avec des béquilles. Elle sort le 2 avril et va au Vésinet.

Le 21 avril, M. Tillaux, en la présentant à la Société de chirurgie, s'exprimait en ces termes : « Le résultat est tellement parfait, que vous auriez peine, Messieurs, à distinguer le côté qui a été dévié ; il reste toujours de l'ankylose coxo-fémorale ; mais la malade marche sans fatigue, monte et descend de nombreux étages, et les jambes s'écartent aisément l'une de l'autre.

Un des bons moyens, d'ailleurs, de savoir si le résultat d'une opération est satisfaisant, c'est de demander l'avis du malade lui-même, qui ne juge pas toujours au même point de vue que le chirurgien ; c'est pour cela que j'ai prié cette malade de venir se soumettre à votre examen. *J'ajouterai que le redressement brusque par traction que j'ai employé, me paraît infiniment préférable, malgré son apparente brutalité, à toute espèce de section osseuse sous-cutanée, telle qu'en pratique en particulier Billroth.* »

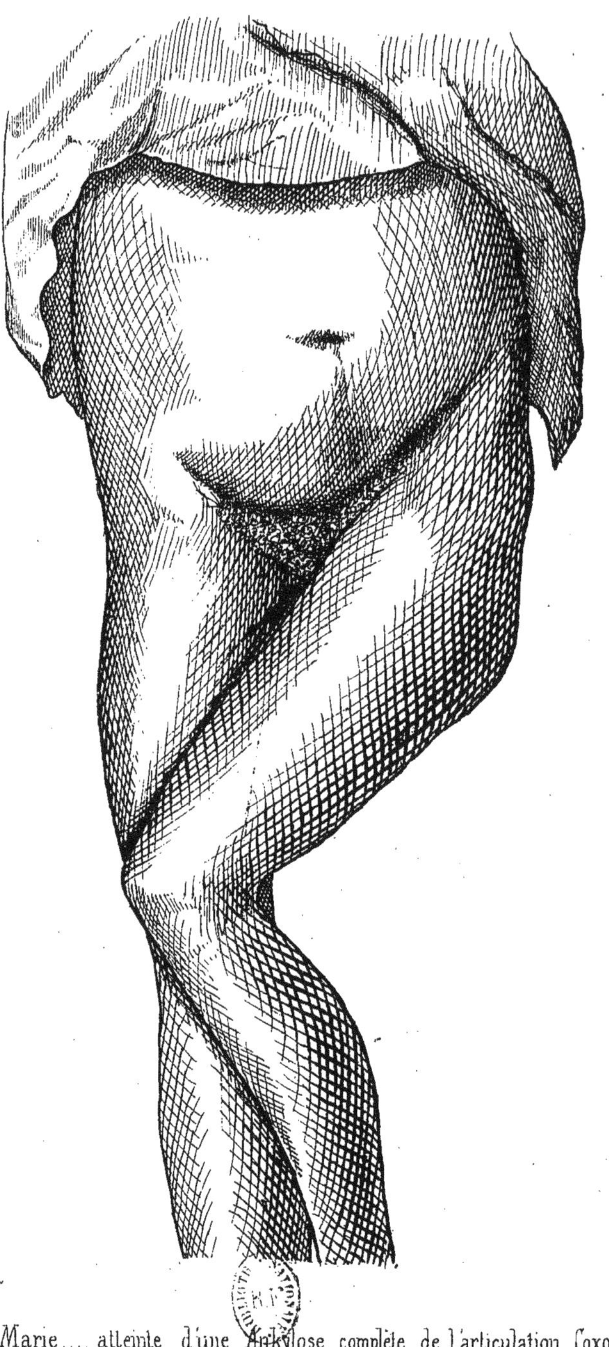

Mme Marie.... atteinte d'une Ankylose complète de l'articulation Coxo-fémorale, (le membre étant dans la flexion et la rotation en dedans) à la suite d'une Arthrite aiguë puerpérale.

Fracture du col du Fémur le 13 Janvier 1875.

Redressement et consolidation le 13 Mars suivant.

Dr. Tillaux.

CHAPITRE Ier.

Le redressement brusque ou immédiat des ankyloses forme aujourd'hui une méthode très-régulière, qui remonte à deux origines. Ces origines sont les *ruptures accidentelles* et les *manœuvres des rebouteurs*.

Job van Meckren rapporte une observation d'ankylose du coude qui fut rompue dans une chûte. L'articulation recouvra sa mobilité. Bartholin cite un exemple de guérison analogue, à la suite d'une chûte de cheval. Cazenave (de Bordeaux), Niebs (de Mâcon), ont publié également chacun un fait d'ankylose du genou guérie accidentellement à la suite d'un choc violent. Dans ces différents cas, aucun symptôme grave n'a suivi la rupture ainsi produite.

D'autre part, Marjolin rapporte la guérison d'une ankylose du coude obtenue par un rebouteur, sur la duchesse de Luynes, par des mouvements forcés et répétés d'extension et de flexion. Mayor raconte la pratique de ce rebouteur qui, pour rompre une ankylose du genou, fit étendre le malade sur une table, sauta à cheval sur la jambe qui dépassait la table, et parvint à rétablir impunément le jeu de cette articulation.

Ces exemples que l'on pourrait multiplier ont dû, sans aucun doute, comme les ruptures accidentelles, contribuer à amener les tentatives raisonnées et sérieuses, faites dans ces derniers temps par les chirurgiens.

Ces tentatives ont été faites tantôt à l'aide de machines ou d'appareils, tantôt avec les mains seulement.

Redressement à l'aide des machines. — La machine de Louvrier est la principale de celles qui ont été proposées dans ce but. Elle n'est autre que la machine de Delpech, adaptée à un autre usage. Elle a été appliquée dans 26 cas, et les premières tentatives ont eu lieu en 1839. L'application de la machine est effrayante, la souffrance horrible, et il est difficile de pardonner les accidents qu'elle occasionne. La machine de Louvrier a été appliquée au moins aussi souvent pour des ankyloses complètes que pour des ankyloses incomplètes.

Maisonneuve a proposé d'appliquer et a appliqué en effet à la rupture des ankyloses complètes son instrument dit *diaclastique*. Dans un cas d'ankylose angulaire de la hanche, il n'a pas craint de chercher à produire la fracture de l'os fémoral au-dessous des trochanters; cette pratique a été suivie de succès, au moins au point de vue du redressement du membre.

Redressement manuel. — Vers 1832, Dieffenbach avait fait ses premiers essais de ténotomie dans l'ankylose. Jusqu'à l'époque de l'apparition des travaux de Louvrier, il en était resté à la combinaison de la ténotomie avec le redressement progressif mécanique. Sans imiter celui-ci, il profita néanmoins de son idée et résolut de combiner avec la ténotomie un procédé de redressement immédiat, plus facile et moins périlleux, c'est-à-dire le redressement par les mains. Il décrivit son nouveau procédé en 1841. Les procédés de Dieffenbach trouvèrent des imitateurs d'abord dans Palasciano, de Naples (1847) et surtout dans Am. Bonnet. Le mérite de celui-ci est donc d'avoir organisé, généralisé et propagé la méthode, depuis 1840, lorsqu'il publiait son travail sur la position des membres dans les maladies articulaires, jusqu'en 1858 où il vint à Paris enseigner et vulgariser sa méthode.

Cette méthode est connue de tout le monde ; nous ne la décrirons pas. Nous dirons seulement qu'elle consiste à anesthésier le malade, à tenter de petits mouvements dans le sens de l'articulation, à pratiquer les ténotomies nécessaires et à opérer le redressement complet du membre qu'on place ensuite dans un appareil inamovible.

Outre ces divers procédés, on a encore imaginé, pour redresser les ankyloses, la section de l'os au voisinage de l'articulation ankylosée et la résection d'une portion osseuse.

Ostéotomie. — Cette opération qui a pour but de créer une fausse articulation, a été proposée et pratiquée pour la première fois dans une ankylose de la hanche par Rhea-Barton, chirurgien américain. En 1826, il sectionna, par un trait de scie, le col du fémur. Depuis, cette opération a été reprise avec succès par Kearney, Behrend et Maisonneuve ; seulement la section a été faite par ce dernier entre les deux trochanters. Dans certains cas, la pseudarthrose persista ; dans d'autres, il se fit une soudure consécutive, mais on eut au moins le bénéfice d'une position moins vicieuse.

Résection d'une portion osseuse. — L'ostéomie simple ne pouvant remédier à certaines ankyloses angulaires prononcées, par la raison que les surfaces de section, après le redressement, ne peuvent se placer bout à bout, Rhea-Barton imagina l'excision de segments *cunéiformes* pour rétablir le membre dans la rectitude. C'est en 1835 et sur une ankylose angulaire du genou, que la première résection cunéiforme fut pratiquée. La guérison fut obtenue. Depuis, l'opération a été pratiquée un assez grand nombre de fois, notamment en France par Velpeau, mais surtout en Allemagne, et elle a compté d'assez nombreux succès.

CHAPITRE II.

DE L'ANKYLOSE. — SES VARIÉTÉS. — SES CAUSES. — SIGNES ET DIAGNOSTIC.

L'ankylose est un état pathologique des articulations, caractérisé par le défaut de mobilité des surfaces articulaires. Les os qui forment l'articulation sont maintenus dans une position fixe, tantôt par la soudure médiate ou immédiate des surfaces articulaires, tantôt par la rétraction ou l'ossification des ligaments et autres parties molles périphériques.

Variétés de l'ankylose. — On divise les ankyloses en *complètes* et *incomplètes*. L'ankylose *complète* est caractérisée par la soudure osseuse des deux extrémités articulaires. Cette soudure peut se présenter sous deux formes. Tantôt les deux extrémités osseuses se soudent bout à bout et finissent par former un seul et même os (ankylose par fusion des auteurs du Compendium). Tantôt il se produit autour de l'articulation une série de stalactites qui, comme une virole extérieure, maintiennent les deux extrémités osseuses dans une immobilité complète (Ankylose par soudure).

L'ankylose *incomplète* est celle dans laquelle l'obstacle aux mouvements naturels de l'articulation est apporté, non plus par une ossification accidentelle, mais par des tissus fibreux trop courts et trop peu extensibles. Les lésions qui caractérisent les ankyloses incomplètes sont très-variables; elles peuvent résider dans toutes les parties qui composent la région anatomique d'une articulation, c'est-à-dire dans les surfaces articulaires, la synoviale, les ligaments, le tissu cellulaire et aponévrotique, les muscles et la peau. Toutefois, au milieu de cette grande variété de lésions qui peuvent se rencontrer dans les ankyloses incomplètes, on constate que le plus communément, comme dans les ankyloses complètes, elles se rapportent à deux types généraux : les ankyloses incomplètes *interstitielles* ou *par soudure fibrocelluleuse*; les ankyloses incomplètes *périphériques* ou *par rétraction fibro-musculaire.*

Causes de l'ankylose. — 1° L'*immobilité prolongée* d'une articulation, sans affection pathologique, est regardée comme une cause de l'ankylose. Cette influence amène la raideur musculaire, la rigidité des ligaments, ce qui suffit pour constituer une ankylose incomplète; mais elle n'a aucune tendance à produire des sécrétions morbides dans l'intérieur de l'articulation.

Mais, s'il s'y joint une inflammation, soit primitivement locale (rhumatisme, arthrite blennorrhagique), soit de voisinage (phlegmons, fractures compliquées), l'ankylose se produira plus facilement et d'une façon plus complète. Dans ce cas, les effets de l'immobilité et de l'inflammation se confondent, et il n'est pas facile de faire la part de chacune d'elles. Une inflammation, qui a son foyer même assez éloigné d'une articulation, atteint directement les muscles qui la font mouvoir et peut amener la rétraction de ces muscles et une ankylose consécutive ; elle peut se transmettre, par voie de continuité, au tissu cellulaire qui entoure l'articulation, déterminant la formation de brides résistantes qui se raccourcissent, et, par voie de contiguité, à l'articulation elle-même.

Si le rôle de l'immobilité prolongée, comme cause exclusive de l'ankylose, est contestable, on ne peut nier que l'immobilité longtemps maintenue pendant le traitement des arthrites, des phlegmons des membres, des fractures, des luxations, etc., constitue une des origines les plus fréquentes de l'ankylose.

2° L'*inflammation locale* seule détermine l'ankylose. Elle est causée par le rhumatisme, les différentes sortes d'arthrites, les contusions, les fractures intra-articulaires, les luxations.

Légère, elle agit sur les ligaments et les parties fibreuses, comme dans l'immobilité prolongée ; seulement, les effets sont plus persistants. Elle amènera quelques pseudo- membranes adhérentes à la synoviale et une faible rétraction des ligaments, que les premiers mouvements feront disparaître.

A un degré plus avancé, les ligaments phériphériques garderont une rigidité difficile à vaincre ; et, si l'inflammation se prolonge, les cartilages disparaîtront, et des adhérences fibreuses se formeront entre les extrémités osseuses. Que l'inflammation persiste ou s'accroisse, il se fera une ossification des adhérences intra-articulaires ou des ligaments péripbériques, si ce sont eux qui ont été particulièrement atteints.

Enfin, si l'inflammation est suppurative, lorsque la période de réparation surviendra, les bourgeons charnus, tant ceux de la synoviale que des extrémités articulaires, adhéreront entre eux, et il se formera un tissu cicatriciel fibreux qui ne tardera pas à s'ossifier. Tel est le mécanisme suivant lequel les arthrites, les tumeurs blanches en particulier, conduisent à l'ankylose.

3ᵉ Nous signalerons encore, en dehors des deux grandes sources précédentes de l'ankylose, toutes les rétractions de tissu qui surviennent à la suite de plaies péri-articulaires, de brûlures, de pertes de substances gangréneuses : les cicatrices vicieuses qu'elles déterminent peuvent empêcher le jeu des articulations. Mais elles sont rarement la cause de l'ankylose spéciale que nous considérons.

Il en est de même de certaines causes générales, telles que la vieillesse, la goutte, qui attaquent surtout les petites articulations et la diathèse phosphatique ou ostéophytique qui n'est qu'une curiosité pathologique.

SIGNES ET DIAGNOSTIC DES ESPÈCES D'ANKYLOSES. — La position vicieuse du membre et la gêne des mouvements sont les deux caractères principaux de l'ankylose.

Position vicieuse. — L'ankylose se produit quelquefois dans la position naturelle des articulations. Le plus ordinairement, elle entraîne une position vicieuse qui peut offrir différents degrés, et qui, en raison du degré qu'elle présente, entraîne une gêne plus ou moins considérable, mais toujours préjudiciable dans la marche qui est la fonction principale des membres inférieurs.

Ronnaux.

2

Gêne des mouvements. — Elle peut aller jusqu'à l'abolition, qui est l'expression symptomatique de l'ankylose complète.

Le point essentiel du diagnostic est de reconnaître d'abord si l'ankylose est complète ou incomplète, c'est-à-dire si elle est osseuse ou fibreuse.

Avant la découverte de l'anesthésie chirurgicale, ce diagnostic n'était pas aussi facile qu'aujourd'hui ; la violence des douleurs produites par l'exploration, les contractions musculaires réflexes compliquaient nécessairement le problème. Mais, avec l'anesthésie, ces complications disparaissent ; une fois la douleur et les contractions musculaires abolies, on fait exécuter des mouvements à l'articulation, et on juge de la mobilité des surfaces articulaires. Si cette mobilité est complètement perdue, l'ankylose est complète et doit être présumée osseuse ; si elle n'est pas tout à fait abolie, on a une ankylose incomplète et nécessairement fibreuse.

Mais il n'est pas toujours aisé de faire cette distinction, surtout à la hanche où les mouvements de l'articulation, masqués par des parties molles épaisses, peuvent être remplacés par ceux du bassin. Pour arriver au diagnostic, il faut donc avoir soin de fixer le bassin le plus solidement possible. D'après Malgaigne, si les manœuvres que l'on tente pour produire le mouvement déterminent de la douleur au niveau de l'articulation, c'est qu'il existe là un tissu fibreux, susceptible d'être tiraillé ; si la soudure est osseuse, la douleur ne se manifeste pas au niveau de l'articulation. L'ankylose fibreuse reconnue, les points sur lesquels il faut porter un examen tout particulier, et dont la détermination sert à établir les indications, sont les suivants :

Y a-t-il dans l'articulation des restes de l'arthrite primitive? Les surfaces articulaires sont-elles en rapport normal dans la position réciproque où elles sont placées? N'y a-t-il pas eu de subluxation produite par une position vicieuse ou bien par la contraction des muscles qui s'insèrent au voisinage de l'articulation? Quel est le degré de résistance des adhérences? Quelle est la force qu'on devra employer?

L'examen de la jointure, la comparaison des saillies osseuses avec celles du côté opposé, et enfin la détermination de l'affection osseuse qui a pu contribuer à produire l'ankylose; tels sont les moyens d'arriver à résoudre ces diverses questions.

Quant au diagnostic des fausses ankyloses, il se tire d'abord de l'absence ou de l'existence d'une maladie articulaire comme antécédent, et puis de la constatation d'un obstacle situé en dehors de l'articulation. L'anesthésie rend aujourd'hui ce diagnostic généralement facile. Il n'y a d'embarrassant que les cas dans lesquels l'immobilité ou une position vicieuse dues à la fausse ankylose, ont produit secondairement des altérations dans les tissus de la jointure; mais la marche de l'affection vient ici éclairer sur la filiation et l'importance relative des phénomènes.

Rappelons seulement, on ne saurait trop y insister, que l'anesthésie simplifiera ce diagnostic, dans les cas où l'articulation est encore douloureuse.

CHAPITRE III.

A la suite de la coxalgie ou d'autres maladies graves
de l'articulation de la hanche, celle-ci se trouve fréquemment ankylosée dans une situation vicieuse, qui ne
permet pas les fonctions du membre. Le chirurgien doit
alors se proposer de placer le membre dans une position
préférable et, si faire se peut, de lui rendre sa fonction ;
il obtient le premier résultat au moins, au moyen de
la rupture pratiquée à l'aide des mains. Si l'articulation est redressée d'un seul coup, l'opération est appe-
lée *brusque et instatanée* (procédé employé par M. Tillaux). Si le résultat est obtenu peu à peu, quoique dans
une seule séance, la rupture est dite *immédiate et pro-
gressive*. C'est par celle-ci qu'il faut toujours commencer et arriver à la première quand la résistance de
l'ankylose réclame des efforts plus vigoureux.

Cette méthode a été imaginée par Bonnet.

En quoi consiste-t-elle et comment faut-il l'appliquer?

« Et d'abord, comme disait Bonnet lui-même (1), il
faut bien se rendre compte du but qu'on se propose...
Dans le cas de déformation de la hanche, le traitement

(1) Académie des sciences, 16 août 1858.

orthopédique se réduit à faire cesser la flexion ou l'une des inclinaisons latérales de la cuisse sur le bassin, et, s'il y a luxation, à faire descendre la tête du fémur en bas de l'acetabulum, dont elle occupe la partie supérieure devenue plus élevée par une ulcération profonde ; le but une fois connu, il faut de plus connaître les moyens de l'atteindre. »

Voici les règles que nous croyons pouvoir conseiller, et qui diffèrent peu, en somme, de celles qui furent établies par l'habile chirurgien de Lyon :

1° Il faut fixer solidement le bassin. C'est là une condition indispensable. A moins qu'il ne s'agisse d'un enfant en bas âge ou d'un cas exceptionnel, il ne faut pas espérer pouvoir remplir convenablement cette première indication, en fixant le bassin avec les mains d'un aide ou même avec des alèzes, des draps placés sur les crêtes iliaques.

Pour remplir convenablement cette indication, Bonnet se servait d'un appareil que Blanc a construit sur ses indications.

Cet appareil se compose d'une planchette matelassée, sur laquelle doit reposer la face postérieure du bassin et des lombes. Des parties latérales de cette première pièce partent des leviers en fer concaves, et également matelassés, qui peuvent se rabattre et prendre leur point d'appui principal sur les épines iliaques. Des sous-cuisses, fixées par une de leurs extrémités au bord antérieur de la planchette, compriment les pubis et les ischions et contribuent à assurer la fixité du bassin. L'appareil est, du reste, solidement lié sur le rebord d'une table.

Si, après avoir exploré attentivement l'articulation

malade, on suppose devoir rencontrer beaucoup de résistance, il sera utile d'entourer la cuisse d'un bandage silicaté, par exemple, qui lui constitue comme une espèce de carapace solide. C'est un conseil donné par M. Valette, de Lyon, et l'on verra tout à l'heure quel profit on peut en tirer.

2° Soumettre le sujet à l'anesthésie. Le sommeil doit être poussé assez loin, afin d'abolir la douleur et de mettre les muscles dans le relâchement le plus complet. Le chirurgien pourra ainsi se rendre un compte suffisant de la résistance à vaincre et mesurer ses efforts en conséquence.

3° Assouplir la jointure, suivant la pittoresque expression de Bonnet. Ce temps de l'opération a pour but de faire exécuter à la jointure tous les mouvements dont elle est capable à l'état normal. Pour cela, on fait d'abord exécuter de petits mouvements dans le sens de la flexion et de l'extension, puis on augmente graduellement la force. A mesure que l'on gagne du terrain, on porte la cuisse dans l'adduction et l'abduction, et on lui fait éprouver plus tard des mouvements de circumduction. Le redressement s'obtient quelquefois avec des efforts modérés ; mais souvent aussi on rencontre des résistances énergiques. C'est alors qu'on se trouvera bien de l'application du bandage silicaté, dont nous avons parlé plus haut.

En effet, quand l'ankylose résiste, il est un précepte très-important, c'est, autant que possible, de faire porter l'effort sur le col lui-même ; si on se laisse aller, comme on y est naturellement porté, à exercer des efforts sur l'extrémité inférieure du fémur, on s'expose à le briser en cet endroit ; grâce à un bandage résistant, la pression étant répartie sur toute la longueur de l'os, l'effort ne porte que sur l'extrémité supérieure, dans le point de la résistance qu'il faut vaincre. Ce procédé, fort simple, rend inutile l'emploi d'un ostéoclaste.

Disons, en passant, qu'il est imprudent, contrairement à la pratique de Bonnet, d'opérer la section des muscles quand la résistance est due à leur rétraction.

Il arrive souvent, qu'alors qu'on a déployé une grande force sans résultat marqué, on a tout à coup la sensation d'une résistance vaincue, et on est encouragé à aller plus loin. Parfois, un bruit sec se fait entendre, et le membre, qui n'avait presque pas cédé jusque-là, se redresse avec facilité. Est-ce une stalactite osseuse qui est rompue? Est ce le col fémoral qui est fracturé? Peu importe, pour le moment, le résultat est obtenu.

4° Appliquer un bandage inamovible. Une jointure, dont on a rompu l'ankylose vient de subir un véritable traumatisme; il est donc rationnel d'en atténuer les conséquences. Un bon moyen, pour y parvenir, est l'application d'un bandage amidonné ou silicaté. Il a pour avantage d'entretenir une température uniforme, de maintenir les parties dans l'immobilité; enfin, il s'oppose à l'inflammation par la compression régulière qu'il exerce sur le membre. Une bonne précaution, c'est d'appliquer beaucoup de coton au niveau du grand trochanter.

Si l'on espère le rétablissement des mouvements, il faut laisser le membre pendant un certain temps, sous le bandage inamovible. La détermination de ce temps offre quelque importance. La règle à laquelle on pourrait s'arrêter, c'est de n'enlever le bandage qu'au moment où le sujet peut marcher sans douleur ; ce temps, pour les cas ordinaires, varie de quinze jours à un mois ; il n'est pas assez prolongé pour ôter toute chance de mobilité. Chercher à produire des mouvements les jours qui suivent la rupture nous paraît une pratique mauvaise, ou du moins inutile.

Quand on se résigne à n'avoir plus désormais qu'une articulation ankylosée, on doit laisser longtemps le bandage en place ; la jointure acquiert plus de solidité et perd sa tendance à reprendre la situation vicieuse qu'on a voulu corriger. Ce temps peut durer plusieurs mois. La malade de M. Tillaux conserva son appareil deux mois.

Cette indication, d'ailleurs, doit varier avec l'âge et la constitution du sujet.

CHAPITRE IV.

AVANTAGES ET INCONVÉNIENTS DE LA MÉTHODE.

Il est à peine nécessaire de parler des *avantages* que procure la méthode que nous défendons, surtout si l'on se place au point de vue de la pratique particulière.

Cette méthode a fait ses preuves, et les nombreux succès qu'elle compte ont été mis en relief, mieux que nous ne saurions le faire, par Bonnet et ses adhérents

Nous attirerons cependant l'attention des chirurgiens sur la simplicité de l'opération, qui ne nécessite pas l'emploi d'appareils ou d'instruments, que leur prix élevé écarte de la pratique habituelle.

Si nous nous plaçons à un autre point de vue, nous

dirons que la méthode abrége la durée de la cure, et, grâce à l'anesthésie, que n'admet pas le redressement lent, diminue les douleurs. Les malades, immobilisés dans un appareil amidonné, souffrent peu, généralement, après l'opération, à moins qu'il n'y ait eu des désordres trop considérables, ce qui est rare dans le redressement de la cuisse. Un autre avantage de cette méthode, c'est qu'elle peut être appliquée, comme Bonnet l'a démontré, sur une articulation lorsqu'elle est enflammée et douloureuse. Le redressement des positions vicieuses, dans les cas d'arthrite aiguë ou subaiguë, est suivi des plus heureux résultats. Il en est de même dans les ankyloses en voie de formation, consécutives à une arthrite qui n'a pas complètement disparu.

A côté des avantages, la méthode du redressement brusque a ses *inconvénients*, cela n'est point contestable; mais les chirurgiens qui ne sont point partisans de cette opération les ont singulièrement exagérés. Nous pourrions citer une foule d'observations qui démontrent l'innocuité constante, nous osons le dire, du redressement de la hanche, exécuté avec prudence. Les accidents sont rares quand on procède avec modération et en s'entourant de toutes les précautions qui ont été signalées.

Déchirure de la peau.—Si l'ankylose est à angle aigu, que la cuisse est fortement portée dans l'adduction et la flexion, au point de toucher la paroi abdominale (nous supposons un cas bien rare), et qu'on veuille en une seule séance arriver à une rectitude complète, la peau peut se déchirer. Cette déchirure n'est point grave,

si elle a peu d'étendue et si elle ne s accompagne pas
de désordres plus profonds.

Dans un cas de flexion à angle fort aigu de la cuisse
sur le bassin, il se produisit une déchirure étendue de
la peau; les suites fuent néarnmoins fort satisfaisan-
tes (1).

Déchirure des muscles. — Les muscles sont quelquefois
déchirés, mais il ne survient rien de sérieux, s'il n'y a
point de solution de continuité à la peau. Mais, si la
déchirure musculaire arrive au contact de l'air libre,
elle peut avoir, pour conséquence, de longues et re-
doutables suppurations. Delore cite à ce sujet le fait
suivant : « Un jeune homme, très-bien portant, avait
eu une coxalgie avec abcès. Il était, depuis plusieurs
années, guéri, avec ankylose incomplète et marchait
en boitant. On crut devoir pratiquer le redressement
immédiat. Pendant l'opération, les muscles des fesses
se déchirèrent; les trajets fistuleux se rouvrirent, et
bientôt une suppuration abondante s'établit. Le malade
succomba. Ce triste résultat doit être attribué à l'ouverture des anciens trajets fistuleux. »

C'est en vain que nous avons cherché des cas de déchirure de nerfs ou de vaisseaux importants, due à la
rupture des ankyloses de la hanche.

Subluxations. — Un autre genre d'accidents qui se
produit quand les surfaces articulaires sont déformées,
c'est la luxation plus ou moins complète qui se fait entre les mains du chirurgien ou après le redressement.

(1) Dr Delore. Du traitement des ankyloses. Congrès médical de Lyon,
1864.

Bonnes, dans sa thèse (1) (observation 3), rapporte un exemple de subluxation qui s'accomplit un mois après le redressement d'une ankylose de la hanche.

Abcès. — On a accusé le redressement de produire des abcès et le retour de l'affection qui a engendré l'ankylose. Qu'il survienne des abcès après les ruptures d'ankyloses, il n'y a là rien qui doive surprendre. Les tumeurs blanches récidivent quelquefois, et même un abcès peut exister avant l'opération et passer inaperçu du chirurgien ; les abcès froids, à leur début, naissent dans une région profonde et se développent avec autant de lenteur que d'insidieuse obscurité. Il n'est donc pas rationnel de mettre sur le compte d'une rupture d'ankylose un abcès qui est déjà produit ou doit se produire sans elle.

Nous n'ignorons pas cependant le cas cité par Nélaton, d'abcès profond survenu à la suite d'un redressement de coxalgie pratiqué dans son service par Bonnet. L'abcès devint fistuleux, et le malade succomba. A ce propos, l'habile professeur critiqua vivement Bonnet d'avoir prétendu que cet abcès existait avant la rupture ; il l'attribua à l'opération. Concluons néanmoins en disant que cet accident est rare, lorsque, du moins, on a pris soin, avant d'opérer, de s'assurer qu'il n'existe ni abcès ni fistules, qui sont autant de contre-indications.

Fracture du col du fémur. — Cet accident est le plus fréquent qui accompagne le redressement de la cuisse ; mais cette fracture est si peu redoutable qu'on peut la proposer pour règle dans les cas d'ankyloses de la

(1) Thèse de Montpellier, 1860.

hanche impossibles à rompre, et qui sont portées à un tel degré que la marche est impossible. Il est, du reste, fort difficile de prévoir ces fractures dans quelques circonstances; l'anatomie pathologique, en montrant le ramollissement des os affectés d'ostéite, explique suffisamment leur friabilité et la facilité de leur rupture par un effort, même léger.

Pour étayer notre opinion, nous avons tout d'abord l'observation de M. Tillaux, où la fracture du col du fémur fut suivie d'un redressement et d'une consolidation complète sans accidents.

Nélaton, dans son *Traité de pathologie*, 2ᵉ édition, s'exprime ainsi à cet égard :

« La fracture du col du fémur nous a rendu d'importants services. C'est là du moins ce qui s'est produit chez une jeune fille qui me fut présentée, il y a quelques années, par M. Vincent Duval. La cuisse était fléchie à angle droit sur le bassin, et cette flexion constituait une difformité dont on peut voir l'image fidèle sur plusieurs pièces qui ont été déposées au musée Dupuytren et dans celui des hôpitaux. Je n'hésitai pas à redresser brusquement le membre, manœuvre qui donna lieu, comme on le conçoit, à une fracture qui fut traitée par les moyens ordinaires. Le succès fut des plus brillants ; car au bout de quelques semaines la malade pouvait marcher facilement et sans claudication notable.

« Un résultat non moins avantageux fut obtenu par M. Péan chez une malade âgé de 30 ans, que j'envoyai dans son service, pendant qu'il remplaçait, par intérim, M. A. Guérin à l'Hôpital Saint-Louis. Il est vrai que chez cette dernière la flexion était moins considérable. Mais, comme chez la jeune Russe, dont je parlais tout à l'heure, l'ankylose fut traitée par la rupture du col du fémur, et l'opération eut tout le succès désirable. Ces deux guérisons sont d'ailleurs restées complètes depuis plusieurs années.»

Vers la même époque (1859-60), Després père fit une semblable opération. N'ayant pu retrouver l'observation, nous nous sommes adressé à M. Després, chirurgien de l'hôpital Cochin, qui a eu l'obligeance de nous donner verbalement les renseignements suivants. Nous le prions de recevoir nos remercîments.

« Dans le courant de l'année 1859, un homme de 23 ans entre à Bicêtre, dans le service temporaire que dirigeait alors M. Després. Il avait la cuisse (nous ignorons laquelle, peu importe) fléchie sur le bassin à angle droit. Cette difformité rendait nécessaire l'usage d'une bottine spéciale pour marcher. Després résolut de tenter le redressement du membre avec les mains, se proposant de rompre les adhérences qui constituaient l'ankylose ou de briser le col du fémur. D'abord quelques petits craquements se firent entendre, puis tout à coup un craquement sec et plus fort. Le membre était redressé. On sentit la crépitation après l'opération. Aujourd'hui le malade âgé d'une quarantaine d'années va très-bien et se sert de ses deux jambes. »

Valette de (Lyon) (1) rapporte également une observation de ce genre :

« J'avais à traiter, dit-il, il y a quelques mois, une jeune fille âgée de 10 ans, atteinte de coxalgie, avec trajets fistuleux cicatrisés et déviation prononcée de la cuisse dans le sens de demi-flexion et d'adduction. En faisant les premières tentatives de redressement, je crus reconnaître que le muscle droit antérieur opposait une résistance énergique. J'en pratiquai la section sous-cutanée ; celle-ci n'eut sur le redressement aucun effet. Il est vrai que je crus prudent de ne faire que des efforts modérés. J'appliquai un bandage amidonné dans l'intention d'assurer l'innocuité de la section. Malgré cela il se développa un énorme abcès qui mit trois mois à se cicatriser. Le père de l'enfant ne se laissa pas décourager, et vint me supplier de tenter une nouvelle opération. Je dois ajouter pour expliquer cette persévérance peu ordinaire chez un client avec lequel on a eu un insuccès, qu'il connaissait une petite malade tout aussi déviée que sa fille et chez laquelle j'avais réussi. Je fis donc une deuxième tentative de redressement avec l'aide mon ami Letievant, chirurgien en chef désigné de l'Hôtel-Dieu (de Lyon) et de Blanc qui s'était chargé de l'application du bandage. Après une demi-heure de tentatives infructueuses, je regardais la partie comme perdue et j'allais cesser l'opération quand, dans un dernier effort, un bruit sec, éclatant, se fit entendre. Le membre se redressa facilement. Je venais de rompre le col du fémur. Mon émotion fut grande, je l'avoue. Les deux membres étaient à peu près parallèles, il est vrai, mais je n'étais pas sans appréhension sur les suites de cet accident. Blanc, qui avait assisté Bonnet dans la plupart de ses opérations de redressement et qui avait par conséquent une grande expérience, me rassura en me disant qu'il avait vu plusieurs fois l'accident se produire sans qu'il en résultât rien de fâcheux. Nous nous hâtâmes d'appliquer un bandage amidonné remontant jusqu'à l'ombilic. Les

(1) Nouveau Dictionnaire de médecine et de chirurgie pratiques, article Coxalgie.

suites de l'opération ont été très-simples. Deux mois et demi après, le bandage fut enlevé et remplacé par un tuteur. Six mois après, la petite malade, débarrassée de tout appareil, marchait très-bien. Les mouvements de la jointure n'étaient pas rétablis, il est vrai, mais grâce aux mouvements du bassin et de la colonne vertébrale, cette petite fille pouvait marcher et s'asseoir sans trop de gêne. La fracture du col du fémur s'est produite entre les mains d'autres chirurgiens et n'a pas été suivie de plus d'accidents ; c'est à tel point que je pose la question sans cependant la résoudre complètement : de savoir si, quand la résistance est excessive, il ne faut pas passer outre et chercher à produire ce que, dans le cas signalé plus haut, j'ai fait involontairement. »

Cette réserve, chez un chirurgien expérimenté, nous rendrait plus timide dans notre opinion, si nous n'avions le témoignage de tant d'opérateurs. D'ailleurs, comme nous avons pris soin de le dire, en exposant la méthode, il faut, quand on a l'intention de fracturer le col du fémur : 1° que l'opération soit indiquée par la position vicieuse du membre ; 2° qu'on ait acquis la certitude que la constitution du sujet offre assez de ressources pour réparer la lésion qu'on va déterminer ; 3° il faut enfin prendre les précautions nécessaires pour produire la fracture au col, et non en toute autre région du fémur, ce qui ne remédierait pas à la difformité.

Nous citerons encore un passage de l'article *Ankylose*, écrit par M. Ollier, dans le Dictionnaire encyclopédique. Il complétera les indications qui autorisent à fracturer le col du fémur : « Le peu de gravité de certaines fractures produites dans les tentatives de redressement, lorsqu'il n'y avait pas de graves désordres dans les parties molles, nous fait penser que les fractures intentionnellement produites n'auraient pas plus de dangers...

« ... Du reste, la difficulté d'apprécier, *à priori*, la

résistance et le degré d'organisation des adhérences, présumées osseuses, rend ces tentatives légitimes lorsqu'on agit sur une articulation dont il importe de changer la position, et surtout sur une articulation dont le redressement peut être obtenu sans de graves désordres dans les parties molles. La fracture de l'os, dans un point voisin de l'articulation, n'est pas très-grave en pareil cas, s'il n'y a pas de fistules ni de plaie extérieure, si elle est sous-cutanée, en un mot. On a brisé plusieurs fois le fémur en opérant le redressement dans des coxalgies, et ça a été le plus souvent un événement heureux pour le malade; mais, nous le répétons, il en serait tout autrement s'il y avait des trajets fistuleux et des décollements intermusculaires, ou même si l'on avait préalablement fait, dans la même séance, des sections tendineuses périarticulaires.

« C'est chez les enfants que ces fractures intentionnelles nous paraissent surtout pouvoir être pratiquées; on peut les faire avec les mains et, par cela même, modérer sa force et s'arrêter à temps. A cet âge, au lieu d'une fracture, on aura souvent la disjonction de l'épiphyse; cet accident, grave dans les cas d'abcès périarticulaires ou d'altération profonde de la constitution, ne sera probablement pas plus sérieux qu'une fracture simple, si les conditions locales ou générales sont suffisamment bonnes. »

Concluons, en résumé, que si la fracture des os est un accident à redouter dans le redressement des autres ankyloses, on peut, tout au contraire, appliquée au col du fémur, se la proposer comme but thérapeutique dans le redressement des ankyloses de la hanche, avec position vicieuse.

Enfin, on a objecté au redressement de la coxalgie qu'elle plaçait le sujet dans de fâcheuses conditions pour s'asseoir. C'est là une objection de quelque valeur, quand les deux hanches sont malades; mais cette considération ne devra pas empêcher de remédier à l'adduction ou à l'abduction qui sont toujours nuisibles.

CHAPITRE V.

INDICATIONS ET CONTRE INDICATIONS DU REDRESSEMENT BRUSQUE.

Convié à formuler d'une façon précise les indications du redressement brusque, Bonnet s'exprimait ainsi devant la Société de chirurgie (1) : «En faisant abstraction de l'âge, les cas les plus favorables sont ceux où la difformité de la hanche, survenue chez un sujet bien constitué, a été la conséquence d'une violence extérieure ou d'un rhumatisme articulaire aigu, n'ayant laissé aucune ankylose osseuse. Viennent ensuite les coxalgies chroniques sans suppuration ni déplacement. Les difficultés sont beaucoup plus grandes et les résultats plus incomplets, surtout sous le rapport de la guérison définitive, s'il y a des abcès ou une luxation spontanée. Ce genre de luxation n'est pas toutefois un obstacle aux tentatives de redressement; il n'en rend pas le succès beaucoup plus difficile, et, lorsqu'on a substitué, comme on doit le faire dans ces cas, une légère abduction à l'inclinaison en dedans, la tête du fémur vient arc-bou-

(1) Séance du 18 août 1858.

ter contre la cavité cotyloïde, et ne peut pas remonter à sa partie supérieure...

« ... Je conseille de redresser les coxalgies, quelle que soit la période à laquelle on les observe ; je les opère dans l'état aigu, comme dans l'état chronique, lorsqu'elles s'accroissent, qu'elles sont stationnaires ou même qu'elles diminuent.

« J'évite cependant toute tentative dès que je reconnais une ankylose osseuse, et même lorsque de nombreux trajets fistuleux me démontrent l'existence d'adhérences fibreuses trop solides pour être rompues.

« J'évite aussi d'opérer s'il y a des caries, des tubercules, et si la constitution est trop détériorée. Dès qu'il y a des abcès, je n'agis même qu'avec hésitation, car le résultat définitif est rarement favorable. » Et ailleurs (1) : « Le résultat général de mes observations peut se résumer en disant que, dans la jeunesse, et surtout dans l'enfance, le redressement immédiat, appliqué à propos, convenablement exécuté et suivi de tous les moyens complémentaires, est admirable de simplicité dans les suites et de perfection dans les résultats. »

Malgré l'autorité compétente du chirurgien de Lyon, nous nous séparons de son opinion sur deux points :

D'abord, à propos de l'*ankylose osseuse*. Bonnet rejette l'opération. Nous n'en voyons pas bien la raison, puisque lui-même a produit, plusieurs fois, la fracture du col, involontairement sans doute, mais sans préjudice pour ses malades, et qu'il n'a eu qu'à se louer des suites de l'accident. Nous avons cherché à établir par des observations que ces sortes de fractures étaient dépourvues de gravité.

(1) Académie des sciences, 16 août 1858.

Ronnaux.

Nous aurions pu étendre cette démonstration à la fracture des os, dans le voisinage d'autres articulations ankylosées, et en tirer un argument *d fortiori* en faveur des ankyloses de la hanche, où la fracture du col, lors même qu'elle occasionnerait des accidents, est toujours suivie d'un avantage immédiat : le redressement du membre ; mais nous croyons inutile d'aller chercher ailleurs que dans les résultats obtenus, les preuves de l'innocuité de cette opération.

On a bien parlé de la possibilité de déterminer des fractures du bassin dangereuses ; mais tout s'est borné à des craintes hypothétiques, et nous ne croyons pas qu'on ait produit des faits prouvant le contraire.

En second lieu, nous ne pensons pas l'opération aussi facile que veut bien le dire Bonnet, lorsqu'il existe une *luxation*. Il est vrai que ce chirurgien avait en vue la luxation incomplète qui a lieu lorsque la tête fémorale, plus ou moins altérée, est simplement remontée dans le cotyle déformé, agrandi et détruit en partie. Nous voulons bien admettre que ce genre de luxation est le plus fréquent dans le cours de la coxalgie. Mais les luxations complètes, pour être moins communes, n'en sont pas moins réelles, et il est évident que le chirurgien devra observer la plus grande prudence lorsqu'il se trouvera en présence d'une luxation iliaque, pubienne, ovalaire, et surtout d'un de ces cas exceptionnels où la tête fémorale vient se placer dans l'échancrure sciatique, ou faire saillie dans le bassin, à travers une perforation du fond de la cavité cotyloïde.

Le redressement brusque trouve encore son indication formelle dans les *ankyloses fibreuses* où cartilages, synoviales et ligaments concourent puissamment à fixer le membre dans de vicieuses positions. Le redressement n'est alors possible ni par les manœuvres simples, ni par la section sous-cutanée des muscles, ni même par les appareils de mouvements et par les machines modernes à extension lente et graduée. Les ankyloses, ainsi produites, sont assez nombreuses, et il faut bien se rappeler que, pour pouvoir obtenir, dans ce cas, un résultat des plus heureux de la méthode, il est impérieusement nécessaire de continuer les mouvements forcés de flexion et d'extension, d'adduction et d'abduction brusques, jusqu'à ce que l'on ait étendu complètement le membre, ou que l'on ait perçu un bruit sec, caractère distinctif de la rupture des tissus fibreux. Les premiers mouvements de flexion et d'extension, agissant sur les muscles rétractés, produisent des améliorations notables. Les membres fléchis sont alors ramenés à un état d'extension assez satisfaisant. Beaucoup de chirurgiens bornent là leurs manœuvres et espèrent que les machines ou les efforts de la nature finiront par produire la rectitude complète du membre ; c'est une erreur qui ne saurait être trop combattue. Le tissu fibreux n'ayant pas été rompu, la difformité ne tarde pas à reparaître en partie, et si le membre n'est pas solidement assujetti dans la nouvelle position qu'on lui a donnée, il ne tarde pas à reprendre le même degré de flexion qu'il avait avant l'opération.

Dans les *ankyloses* qui sont *la suite d'inflammations chroniques*, il faut encore conseiller la rupture brusque. Le plus ordinairement l'affection est survenue sous l'influence de causes qui ont directement ou indirectement enflammé la synoviale ; il s'est fait une exsudation de lymphe plastique, qui s'est épaissie et organisée en

forme de brides; la synovie a disparu ; les cartilages se
sont ramollis, ulcérés, éliminés en beaucoup de points,
pour laisser à nu la surface osseuse proprement dite ;
quelquefois il s'est formé dans la cavité cotyloïde ou sur
la tête du fémur, des productions calcaires qui aug-
mentent la fixité des os. Alors la rupture de l'ankylose
par des mouvements brusques, dans le sens des mouvements normaux, est aussi impérieusement indiquée
que dans les cas précédents, car il y a des brides fibreuses qui ne peuvent être distendues, et il faut en opérer
la rupture.

La rupture ne sera pas employée :

Pour les *ankyloses, suites de contracture masculaire* asso-
ciée ou non avec une irritation légère de l'articulation.
L'anesthésie, les sections tendineuses ou musculaires
trouveront ici leur utile application, si surtout l'on a
affaire à des individus avancés en âge. Chez les enfants,
le tissu musclaire est assez mou pour que ces rétractions puissent céder à des tractions ou à de légers mouvements longtemps continués.

Faut-il redresser le membre lorsqu'il existe un *abcès
articulaire circonvoisin non ouvert,* ou bien convient-il d'ouvrir la collection purulente, de la traiter et de pratiquer
ensuite le redressement ?

Si l'on tente de rendre au membre sa position normale, surtout en agissant brusquement, on s'expose à
augmenter les désordres. Si, d'un autre côté, on ne
tente rien, on laisse la déviation s'aggraver. Le redressement nous paraît donc utile ; seulement, dans ce cas,
c'est au redressement lent et graduel qu'il faut recourir. Toute violence exercée sur des tissus en suppuration
est dangereuse et doit être soigneusement évitée.

Quant à la seconde pratique, qui consisterait à ouvrir d'abord l'abcès et à faire l'opération ensuite, elle soulève une importante question, celle de l'opportunité de l'ouverture des abcès qui se produisent dans les arthrites fongueuses; nous n'avons pas à l'examiner. Nous nous bornerons seulement à conseiller, dans le cas où l'on adopterait cette pratique, d'attendre la guérison complète des abcès avant d'opérer le redressement brusque. Nous avons vu les conséquences funestes de l'opération pratiquée dans ces circonstances, par Bonnet, sur la malade de Nélaton.

Si l'*abcès est ouvert* et que des *trajets fistuleux* existent, la conduite à suivre varie suivant les circonstances. Si les os ne paraissent pas gravement altérés, et, à plus forte raison, si l'abcès se trouve en dehors de l'article, il ne faut pas hésiter à pratiquer le redressement, sauf à appliquer à l'abcès et aux trajets fistuleux le traitement convenable. M. Philippeaux (1) cite deux cas de ce genre où l'opération fut suivie d'un résultat des plus satisfaisants. Mais si les désordres sont très-grands, si les os sont profondément atteints, le redressement serait plutôt nuisible.

Enfin, quand on se trouve en présence d'une arthrite avec carie; quand la constitution est d'une extrême débilité; quand il y a des menaces de tuberculisation pulmonaire; quand la nature, soit débilitation ou vieillesse, est impuissante à faire les frais d'une bonne consolidation, on ne doit pas tenter la rupture, sous peine de s'exposer à de cruels mécomptes, et de faire accuser la méthode de produire de graves accidents.

(1) Des indications de la rupture des ankyloses vicieusement consolidées, congrès de Lyon, 1864.

CHAPITRE VI.

Sections musculaires. — Dans l'exposé de notre méthode de redressement brusque des ankyloses, nous avons dit qu'elle différait peu de la méthode de Bonnet. En effet, elle n'en diffère que par un seul point, mais ce point est capital : c'est la section sous-cutanée des muscles au moment de l'opération.

Ces sections sont-elles nécessaires pour le redressement des ankyloses ? L'opinion de Bonnet était très-affirmative à cet égard, surtout pour les ankyloses de la jambe et du genou. Il en pratiquait fréquemment et habituellement avec succès.

Cette pratique a été l'objet de critiques vives, et, à notre avis, parfaitement fondées. On a fait remarquer que, dans cette région, on était exposé à des hémorrhagies très-sérieuses, et que, dans tous les cas, les sections amenaient dans les tissus des épanchements sanguins assez c onsidérables pour déterminer la formation d'abcès plus ou moins étendus. Nélaton cite un cas de mort survenue dans son service à la suite d'une section sous-cutanée, pratiquée par Bonnet, pour le redressement d'une coxalgie. L'épanchement sanguin entra en décomposition putride.

Nous avons rapporté l'observation de Valette dans laquelle la section du droit antérieur n'eut aucun effet sur le redressement, et fut suivie d'un énorme abcès qui dura trois mois, malgré les efforts modérés auxquels le chirurgien crut prudent de se borner.

Nous invoquerons encore son témoignage pour appuyer notre opinion (1) :

« Dans la dernière séance de la Société de chirurgie à laquelle il ait assisté, Bonnet a opposé des dénégations à ses contradicteurs. Je ne crois pas que, sur ce point, il ait convaincu personne. J'ai vu, pour ma part, des accidents graves survenir entre ses mains ; aussi, je ne suis pas partisan des sections sous-cutanées dans le redressement de la hanche.... »

M. Ollier (2) est du même avis : « La section tendineuse ou musculaire nous paraît beaucoup plus rarement indiquée que ne le pensait Bonnet. Les muscles cèdent à l'action des mains quand ils ne sont pas soutenus par des faisceaux fibreux situés derrière eux, tout autour de l'articulation, et par cela même hors d'atteinte du ténotome. Lorsqu'il s'agit d'articulations superficielles, on peut, à la rigueur, aller couper tout ce qui fait obstacle ; mais à la hanche ou à l'épaule, un chirurgien prudent n'ira pas promener son ténotome tout autour de l'articulation pour couper des faisceaux fibreux qu'il ne peut soupçonner et dont il ignore la force et la situation précise. Nous avons redressé, dans ces derniers mois, plus de vingt coxalgies, et il ne nous est pas arrivé une seule fois d'avoir besoin de couper les adducteurs ; nous les avons fait céder lentement en pressant avec la paume de la main sur la corde saillante qu'ils formaient, et en portant le membre dans

(1) Valette. Dict. de méd. et de chir. prat., art. Coxalgie.
(2) Dictionnaire encyclopédique, art. Ankylose.

l'abduction ; mais nous préférons les ruptures sous-cutanées à une section avec le ténotome, quelque petite
que soit l'ouverture d'entrée. Dans ces cas là, en effet,
la section sous-cutanée perd tous ses avantages. Par les
manœuvres de redressement, on éraille la profondeur
de la plaie, quelquefois même l'ouverture superficielle ;
on produit immédiatement une cavité irrégulière qui se
remplit de sang et qui est exposée à suppurer. »

Quelques chirurgiens, voulant se réserver les avantages des sections sous-cutanées, tout en diminuant les
chances de danger auxquelles elles exposent, ont con-
seillé de faire l'opération en deux temps, c'est-à-dire de
pratiquer la section en une séance et d'attendre que la
petite plaie faite aux téguments soit cicatrisée avant
d'essayer les manœuvres de redressement (Barrier).
Cette conduite est prudente ; mais nous sommes d'avis
qu'il ne faut pratiquer ces sections que dans des cas
exceptionnels. Tout au plus ferons-nous une exception
pour les muscles tenseur facia-lata et les adducteurs
superficiels de la cuisse, et encore ne permettrons-
nous la section que lorsqu'ils font une forte saillie et
soulèvent en quelque sorte les téguments. On n'a pas
alors à redouter la lésion de vaisseaux importants, et la
section peut réellement écarter de sérieux obstacles au
redressement. Il y a, du reste, des ankyloses qui sont
dues à la rétraction musculaire.

Redressement lent dans les ankyloses de la hanche. — Ce
qui séduit au premier abord dans cette méthode, c'est
son innocuité. Elle n'a pas, en effet, les dangers du redressement brusque, mais elle est longue, exige des
appareils qu'on n'a pas toujours sous la main, et se

trouve souvent insuffisante. Mellet qui s'est, en quelque sorte, approprié ce procédé, opérait le redressement avec les mains, et il y joignait le massage, le pétrissage des parties molles, etc., etc. Que l'on puisse réussir dans quelques circonstances, cela n'est point douteux, mais les cas de ce genre sont rares, et alors les résistances sont si faibles que le redressement brusque se présente complètement dégagé des inconvénients qu'on lui reproche. Ce procédé de redressement est impuissant contre les raideurs tant soit peu rebelles; aussi a-t-on imaginé des machines, des appareils, pour suppléer à l'insuffisance du redressement manuel. Nous citerons ceux de Pravaz et de Blanc, qui sont ingénieux mais compliqués.

Rupture de l'ankylose à l'aide des machines. — C'est le procédé de Louvrier. Il a été repris récemment par Langenbeck qui, en 1858, a donné une série d'observations sur la question. Cette méthode présente des avantages incontestables, mais souvent aussi de graves inconvénients. Les deux principaux que nous lui reprocherons, c'est d'abord l'emploi des machines, et ensuite l'impossibilité de régler la quantité de force nécessaire pour rompre l'ankylose sans provoquer des désordres inutiles.

En 1862, M. Maisonneuve a proposé et mis en pratique un nouveau moyen, c'est *la méthode diaclastique.* A l'aide de son instrument, il a réussi à briser le fémur au-dessous des trochanters, chez une fille de 17 ans, teinte d'une ankylose de la hanche à angle aigu. Le succès fut si complet que la jeune fille, un an après, malgré un raccourcissement de 8 centimètres, pouvait danser. C'est là évidemment un beau résultat ; mais, puisque M. Maisonneuve peut fracturer un fémur au point où il le désire, que ne le fractura-t-il au col ? Il se serait beaucoup plus rapproché du siége du mal et aurait ainsi évité une partie du raccourcissement.

Il est bien douteux aussi qu'il ne se produise jamais d'esquilles, et que, dans de semblables opérations, le fémur se brise toujours là où il oppose le moins de résistance. Si donc nous nous trouvions dans la nécessité, pour réduire l'ankylose, de pratiquer une fracture dans son voisinage, nous entourerions le membre, comme nous l'avons déjà dit, d'un bandage silicaté ou d'attelles, préférant l'action des mains à celle des machines, dont il est toujours impossible de bien calculer la force.

Ostéotomie simple. — Rhea Barton a pratiqué la résection du col du fémur dans le double but de redresser la cuisse, maintenue fléchie à angle droit par une ankylose complète et d'établir une fausse articulation. Cette opération hardie a été pratiquée depuis par Rodgers, chirurgien à New-York, et Maisonneuve à Paris. Une large incision est faite le long du grand trochanter, exactement comme s'il s'agissait d'en faire la résection, les lambeaux écartés en avant et en arrière, on passe autour du col une scie à chaînettes. Cette opération a été couronnée de succès dans trois cas, mais nous n'en persistons pas moins à la regarder comme très-grave, aussi préférons-nous de beaucoup opérer la rupture du col du fémur.

Ostéotomie cunéiforme. — Elle a été encore été imaginée par Rhea Barton pour le redressement des ankyloses angulaires complètes du genou, où l'ostéotomie simple ne donnait qu'un résultat incomplet ; les surfaces obliques résultant de la section, ne pouvant se placer bout à bout. Pour éviter cet inconvénient, Rhea Barton a imaginé de faire une seconde section, oblique sur la première, et qui détache de l'os une portion *cunéiforme*. Après l'ablation de ce fragment, les deux segments osseux se rejoignent bout à bout avec la plus grande facilité.

C'est en 1839, sur un jeune médecin nommé Deaz, que l'excision cunéiforme fut pratiquée au genou par son inventeur. La guérison fut obtenue. Nous entendons par là le redressement du membre.

Kearney voulant, dans une ankylose de la hanche, pratiquer la section du col du fémur, suivant le premier procédé de Rhea Berton, fut conduit, par la difficulté même de la coaptation après la section, à retrancher une portion cunéiforme de l'os.

Il faut, à notre avis, des circonstances bien graves pour engager le chirurgien à recourir à des opérations aussi aventureuses et d'un résultat final aussi problématique.

Après avoir remédié par le redressement aux imperfections de la forme, il resterait, pour compléter la cure, à rétablir, autant que possible, les mouvements de l'articulation.

CONCLUSIONS.

De cette étude, il ressort les points suivants :

1° Le redressement brusque dans le cas d'ankylose de la hanche avec position vicieuse, est une excellente méthode de traitement et se recommande au praticien :

Parce qu'elle est d'une exécution facile ;

Qu'elle ne nécessite pas l'emploi d'appareils orthopédiques ni de machines ;

Parce qu'elle est applicable à presque toutes les variétés d'ankyloses ;

Parce qu'elle épargne la douleur au malade pendant l'opération (anesthésie) ;

Enfin, parce qu'elle est exempte de dangers sérieux et que les résultats obtenus sont très-satisfaisants ;

2° La fracture du col du fémur qui se produit quelquefois n'est pas un accident à redouter. C'est, au contraire, dans certains cas, un moyen auquel il faut avoir recours pour redresser le membre.

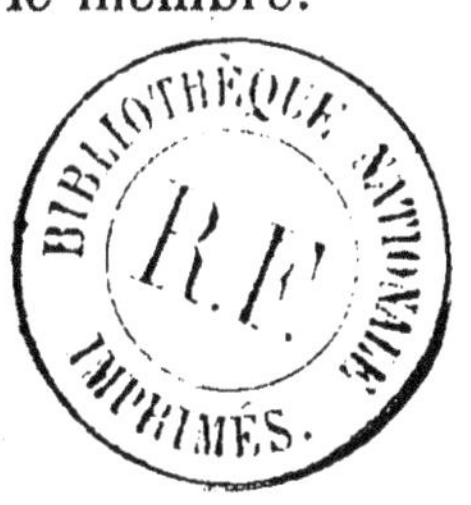

A. Parent, imprimeur de la Faculté de Médecine, rue M.-le-Prince. 31.

www.ingramcontent.com/pod-product-compliance
Ingram Content Group UK Ltd.
Pitfield, Milton Keynes, MK11 3LW, UK
UKHW021716130726
13696UKWH00004B/1852